DIAGNOSTIC DIFFÉRENTIEL

DES PRINCIPALES

MALADIES DE POITRINE

ET SPÉCIALEMENT

DE LA PLEURODYNIE, DE LA PLEURÉSIE
ET DE LA PNEUMONIE

Mémoire présenté à la Société impériale de médecine de Lyon (*)

PAR

LE DOCTEUR PAILLON,

Médecin à Oullins, près Lyon.

> Juger, c'est comparer. On n'acquiert des notions
> exactes et précises qu'à la condition de se conformer
> à cette loi de l'entendement Cette vérité est encore
> plus VRAIE peut-être pour la médecine que pour les
> autres sciences, pour la nature pathologique, que
> pour la nature régulière et normale.
>
> L'AUTEUR.

(*) CET OUVRAGE A VALU A L'AUTEUR LE TITRE DE MEMBRE DE CETTE SOCIÉTÉ.

LYON

IMPRIMERIE D'AIMÉ VINGTRINIER

RUE BELLE-CORDIÈRE, 14

1866

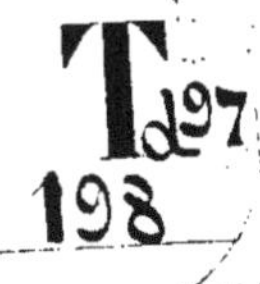

DIAGNOSTIC DIFFÉRENTIEL

DES PRINCIPALES MALADIES DE POITRINE

ET SPÉCIALEMENT

DE LA PLEURODYNIE, DE LA PLEURÉSIE ET DE LA PNEUMONIE.

DIAGNOSTIC DIFFÉRENTIEL

DES PRINCIPALES

MALADIES DE POITRINE

ET SPÉCIALEMENT

DE LA PLEURODYNIE, DE LA PLEURÉSIE
ET DE LA PNEUMONIE

Mémoire présenté à la Société impériale de médecine de Lyon (*)

PAR

LE DOCTEUR PAILLON,

Médecin à Oullins, près Lyon.

> Juger, c'est comparer. On n'acquiert des notions
> exactes et précises qu'à la condition de se conformer
> à cette loi de l'entendement. Cette vérité est encore
> plus VRAIE peut-être pour la médecine que pour les
> autres sciences, pour la nature pathologique, que
> pour la nature régulière et normale.
>
> L'AUTEUR.

(*) CET OUVRAGE A VALU A L'AUTEUR LE TITRE DE MEMBRE DE CETTE SOCIÉTÉ.

LYON

IMPRIMERIE D'AIMÉ VINGTRINIER

RUE BELLE-CORDIÈRE, **14**

1866

OUVRAGES DU DOCTEUR PAILLON

1° Mémoire sur une épidémie de fièvres typhoïdes qui a régné en 1857 dans un pensionnat de jeunes gens de la commune de Sainte-Foy-lès-Lyon. — Lu à la Société impériale de médecine de Lyon dans sa séance du 11 janvier 1858. — In *Gazette médicale de Lyon* du 1er mai 1858.

2° Diagnostic différentiel des principales maladies de poitrine.— Mémoire présenté à la Société impériale de médecine de Lyon pour l'obtention du titre de membre de ladite Société. — Séances des 26 avril et 5 juillet 1858. — In *Gazette médicale de Lyon* du 1er octobre 1858.

3° Du Danger des papiers peints au vert de Schéele employés comme tentures des appartements.—Mémoire lu à la Société impériale de médecine de Lyon.—Séance du 28 février 1859. — In *Gazette médicale de Lyon* des 16 mars et 1er mai 1859.

4° De l'Encombrement de la profession médicale et des moyens d'y remédier. — In *Gazette médicale* et journaux de Lyon du 9 mai 1857.

5° Cas d'empoisonnement par le bleu de Prusse, avec considérations sur le danger que présentent certains jouets d'enfants. — Mémoire lu à la Société impériale de médecine de Lyon. — Séance du 5 novembre 1860. — In *Gazette médicale de Lyon* du 16 décembre 1860.

6° Nouvelle propriété séméiotique de l'urine de diabétique. — In *Gazette médicale*. Lyon, 16 juin 1862, et *Gazette des hôpitaux*. Paris, 3 juillet 1862.

7° Traitement expéditif du coryza.—In *Gazette médicale*. Lyon, 16 décembre 1865, et *Gazette des hôpitaux*. Paris, 28 décembre 1865.

8° Absence congénitale des pouces et des gros orteils chez un enfant né à terme d'une mère épileptique. — Brochure.

9° Etude sur les fissures anales, sur l'origine et la subordination de leurs symptômes et sur leur traitement. — Mémoire.

DIAGNOSTIC DIFFÉRENTIEL

DE LA

PLEURODYNIE, DE LA PLEURÉSIE

ET DE LA PNEUMONIE

Sainte-Foy-lès-Lyon (Rhône), 15 avril 1858.

A ceux qui demanderaient pourquoi nous n'avons pas fait choix d'un sujet plus neuf et plus original pour texte de ce Mémoire, nous répondrons :

D'abord, la science médicale, comme les autres sciences d'ailleurs, n'est complète sur aucun point ; et, dans les sujets réputés classiques et les plus approfondis, il y a toujours quelque lacune à combler, quelque coin obscur à mettre en lumière, en un mot, quelque chose de nouveau à saisir, comme dans les champs les mieux moissonnés se rencontrent toujours quelques bons épis à glaner. Tout en résumant l'état actuel de nos connaissances sur les principales affections de l'appareil respiratoire, nous nous sommes proposé pour but de dresser un tableau comparatif des caractères présentés par chacune de ces affections; d'indiquer en quoi elles diffèrent, de façon à les distinguer l'une de l'autre aussi nettement que possible; tableau que nous n'avons trouvé nulle part dans aucun ouvrage classique, et qui a pourtant son importance et son utilité pratique. Cette manière d'étudier les maladies, usitée d'ailleurs en histoire naturelle pour la détermination et la classification des espèces, présente, à notre sens, d'incontestables avantages sur la méthode qui consiste à les considérer isolément et individuellement. Juger, en effet, c'est comparer. On n'acquiert des notions exactes et précises qu'à la condition de se conformer à cette loi de l'entendement. Cette vérité est encore plus VRAIE peut-être pour la médecine, où les phénomènes sont si complexes et la confusion si facile, que pour les autres sciences, pour la nature pathologique que pour la nature régulière et normale.

Ce travail, d'ailleurs, nous était en quelque sorte imposé par les circonstances au sein desquelles nous vivons. Placé dans une localité où les affections des organes thoraciques sont dominantes et constituent à elles seules les deux tiers au moins de la nosologie du pays, aucune étude assurément ne pouvait être plus intéressante, et en même temps plus fructueuse pour nous, que celle des maladies que nous sommes appelé le plus fréquemment à traiter.

Enfin, puisque nous sollicitons les suffrages de la Société impériale de médecine, et que dès lors il devenait nécessaire de nous faire connaître de cette éminente Compagnie, de lui dire ce que nous sommes, ce que nous pensons et où nous tendons en médecine, mieux valait ce sujet que tout autre. Les adeptes de l'école organicienne ou matérialiste, les localisateurs quand même, ne nous reprocheront pas au moins d'avoir choisi notre terrain pour déployer notre cocarde et arborer le drapeau du vitalisme hippocratique, car c'est sur le leur même que nous nous sommes résolûment placé ; c'est de leurs propres armes que nous avons voulu nous servir pour défendre la doctrine médicale à laquelle nous nous faisons gloire d'appartenir, non seulement par conviction et par expérience, mais encore par logique. Tout se tient, en effet, dans les sciences comme dans l'esprit humain, et puisque nous

servons et avons toujours servi la cause du spiri-
tualisme en philosophie, nous ne pouvions être
nécessairement que vitaliste en médecine. Cela
posé, abordons notre sujet.

CHAPITRE Ier.

Du Diagnostic en général.

La science du diagnostic, dont Hippocrate avait re-
commandé l'étude et signalé les moyens de l'acquérir,
dans le Livre Ier des *Epidémies*, a toujours été culti-
vée avec un soin proportionné à son importance, même
par les empiriques ; mais, en exaltant l'utilité de la
maladie relativement aux indications thérapeutiques,
on l'a poursuivie par des voies différentes et dans des
vues diverses, suivant le temps et le lieu, suivant les
théories à la mode, les hypothèses ou les préven-
tions.

Par diagnostic (διαγνώσις, *discernement : δια, entre ;*
γινώσκω, *je connais*), Galien entendait le discernement
des choses telles qu'elles sont dans le moment actuel.
Un grand nombre d'auteurs envisagent le diagnostic
comme l'art d'apprendre un fait morbide à la fois dans
son ensemble et dans tous ses détails ; de le considérer dans les circonstances qui se rapportent à son
mode de production, de manifestation et de terminai-

son; de l'embrasser dans toute son étendue, de manière à en posséder intellectuellement la synthèse complète. La première signification est évidemment trop bornée, et la deuxième, qui comprend en partie la connaissance anticipée des événements ou le pronostic, est trop étendue.

Nous entendons, nous, par l'expression générale *diagnostic*, la compréhension parfaite d'un fait morbide quelconque, et nous restons ainsi dans le sens étymologique du mot, qu'il n'est pas permis à chacun d'interpréter à sa guise. Sydenham, qui s'amusait peu à faire des définitions scolastiques, et Sauvages, qui constitua le premier monument nosographique important, proclamèrent la justesse de ce point de vue, en disant l'un et l'autre : *Si morbi cujuslibet historiam diligenter perspectam haberem, par malo remedium nunquam non scirem adferre.* Cependant celui qui a obtenu l'honneur d'être surnommé l'Hippocrate anglais, voulait qu'on établît la distinction des différentes espèces de maladies d'après leur histoire naturelle, dégagée de toute explication, et l'illustre professeur de Montpellier essaya de réaliser ce vœu, en appliquant à la médecine le système de Linné et de Tournefort.

Nous voilà donc fixé sur le véritable sens du diagnostic médical ; c'est l'appréciation soutenue des attributs de la maladie sur un individu donné et connu en lui-même.

Quelles sont les sources du diagnostic? D'où procède-t-il? Quel en est le principe, l'origine ?

Si, pour guérir une maladie, ce qui est le but fondamental de la médecine, il faut la connaître et bien la connaître, y a-t-il d'autre moyen de parvenir à cette connaissance que de l'étudier dans les circonstances qui se rattachent à son existence et à son évolution? Nous ne le pensons pas. Dire par conséquent les sources du diagnostic, c'est formuler le problème de la constitution de la maladie chez tel individu déterminé : en d'autres termes, c'est dévoiler la cause qui prépare, occasionne, entretient·ou aggrave l'événement pathologique; c'est déterminer les lésions vitales et organiques qui établissent l'état morbide, au milieu de combinaisons infinies; c'est surprendre le caractère et les tendances de la réaction médicatrice; c'est délimiter l'acte fonctionnel, c'est s'élever, par l'usage de la raison, de ce qu'on voit avec l'œil du corps, à ce qu'on devine avec l'œil de l'âme, et rechercher les rapports qui existent entre les faits matériels et les faits intellectuels. Un auteur a exprimé la même pensée, en exigeant que le clinicien recherche quelle est la cause, quel est le siége, la forme et le produit, quelle est la marche du fait morbide.

L'étude de la cause, prise dans son acception générique, devant donner l'intelligence philosophique du fait et en dévoiler la nature ; l'étude de l'acte conduisant au signalement de la forme et des manifestations extérieures ; l'étude des tendances bonnes ou mauvaises, destructives ou conservatrices, fixant les indications en cela qu'elles se rapportent à la solution de cette question capitale, à savoir : s'il convient d'agir ou de s'abstenir.

Nous ne voulons pas poursuivre chacun de ces trois chefs principaux, parce qu'il nous serait impossible d'approfondir la théorie de la causalité et des affections élémentaires, de soumettre à une vérification détaillée tout ce qui se rattache aux manifestations symptomatiques, et de traduire expérimentalement les mouvements réactionnels de la force vitale. Mieux vaut alors ne pas nous engager plus avant, et nous contenter de ces quelques mots qui expliquent notre manière de voir en médecine et comment nous comprenons la science de l'homme malade. Cette science embrasse l'homme pour sujet, tous les corps avec lesquels il a des relations forcées pour objet, la conservation de la santé, la guérison et le soulagement des maux nombreux qui viennent altérer le cours de la vie pour but. Considérée d'après l'étendue de son génie, la médecine est unie à la philosophie de la nature, comme l'homme à toutes les parties du monde extérieur.

Cette abstention volontaire nous plaît d'autant plus, que nous rencontrerions sur nos pas les mille systèmes qui ont régné successivement en médecine, dont l'appréciation nous entraînerait trop loin, et que, d'ailleurs, ceci est sans réplique, la teneur du sujet que nous nous proposons de traiter est telle, qu'il ne comporte pas ces hautes spéculations de l'esprit.

CHAPITRE II.

Ce que c'est que la Pleurodynie, la Pleurésie et la Pneumonie.

Une pleurodynie, une pleurésie ou une pneumonie étant données, s'aider de toutes les circonstances, quelles qu'elles soient, pour distinguer ces maladies entre elles : voilà le problème à résoudre dans cette Dissertation.

Mais du moment que l'on veut comparer trois faits morbides, d'après les règles fondamentales du diagnostic, afin de plonger dans les replis les plus profonds de leur mode d'être, il est nécessaire de se mettre d'accord, en commençant, sur la valeur des termes que l'on poursuit, de présenter dès lors des définitions, si l'on veut échapper à ce défaut de précision, qui est tout à la fois un effet de la confusion des idées et la source la plus ordinaire des méprises, des erreurs et des discussions sans fin.

Quelle idée doit-on se faire de la maladie? Ici deux écoles diamétralement opposées sont en présence.

L'une, considérant l'organisation comme la condition nécessaire de la vie, pose comme conséquence la maladie dans l'anormalité de la disposition moléculaire. Qui ne connaît la devise du célèbre Bichat : Qu'est l'observation si l'on ignore le siége du mal? Je suis fermement convaincu, ajoutait-il, que toutes les forces, toutes les fonctions, en un mot, que tous les phénomènes des corps vivants sont le produit immédiat et le résultat nécessaire de leur seule structure et de leurs affinités chimiques. Cette doctrine admet la fixité et l'invariabilité du fait morbide : l'identité de la fièvre, qui est tout simplement une irritation plus ou moins forte du système sanguin; l'identité de l'inflammation, qui est toujours et partout l'accumulation du sang dans une partie et la désorganisation consécutive des tissus. Partant de là, la pleurodynie est une inflammation des muscles de la poitrine, qui, indépendante de toute violence extérieure, a reçu le nom de rhumatisme; la pleurésie est l'inflammation de la p.èvre; la pneumonie ou pneumonite est l'inflammation des poumons. Et l'art qui est contenu dans la science, se traduit dans tous ces cas par les anti-phlogistiques.

L'autre doctrine, la seule vraie et légitime, parce qu'elle résume sans efforts l'universalité des faits, reconnaît dans l'agrégat humain une cause particulière, ayant des forces spéciales qui régissent les fonctions dont l'intégrité et les rapports d'harmonie constituent l'état normal, et dont l'altération constitue un état anormal, la maladie, ou un état affectionnel. C'est de cette cause et de ses modifications que dépendent la vie, la santé, la maladie et la mort. Le principe de la maladie remonte à l'affection élémentaire, et le génie de l'affection varie suivant des modes retrouvés par l'analyse clinique. Les considérations relatives au siége et aux tissus ne sont pas négligées par cette école, mais elles ne sont que secondaires, attendu qu'elles n'indiquent pas les méthodes thérapeutiques (1). Ainsi, la pleurodynie devient une affection morbide qui rentre dans la classe des maladies rhumatismales inconnues dans leur spécificité; la pleurésie et la pneumonie appartiennent aux maladies fluxionnaires. Le mot *fluxion de poitrine*, dit M. le professeur Caizergues, est généralement et depuis bien longtemps adopté par les médecins de Montpellier, pour désigner certains désordres fonctionnels aigus des poumons. Cette expression vague et indé-

(1) Voy. Bérard, Doctrine médicale de l'Ecole de Montpellier; article *Elément* du grand Dictionnaire des sciences médicales. — Lordat, Ebauche du plan d'un traité complet de physiologie humaine. — Alquié, Doctrine médicale de Montpellier.

terminée leur a toujours paru préférable à celle de *pneumonie*. La première, en effet, peut être regardée comme une expression générique, qui ne préjugeant rien sur la nature de l'affection dont ces désordres ne sont que la manifestation, s'applique à toutes les espèces dont l'observation clinique a constaté l'existence et fixé les méthodes thérapeutiques. Le mot *pneumonie*, au contraire, désignant toujours l'inflammation du parenchyme pulmonaire, est trop restreint et trop borné pour embrasser et dénommer ces diverses espèces. Si cette dernière expression est propre à l'état inflammatoire des poumons, pourra-t-elle s'étendre également à des états morbides si différents de ces mêmes organes, qu'ils indiquent un traitement tout opposé? Peut-on confondre les fluxions de poitrine catarrhale, bilieuse, putride, maligne, ou *cacoèthes* de Baillou, celles qui sont symptomatiques d'une fièvre intermittente ou rémittente, avec une véritable pneumonie ou inflammation des poumons?

Il reste établi que nous ne contractons pas l'obligation de comparer la nature respective de la pleurodynie, de la pleurésie et de la pneumonie, et de leurs diverses formes; mais, procédant du connu à l'inconnu, étudiant les actes constitutifs de ces individualités pathologiques, nous dresserons le tableau distinct des troubles fonctionnels qui manifestent les

modifications vitales et organiques de chacune de ces
maladies, et nous mettrons ensuite ces cadres en re-
gard, afin de les dégager l'une de l'autre aussi complètement que possible. Nous ferons ainsi, en premier lieu, du diagnostic particulier, et en second lieu,
du diagnostic différentiel, par un simple rapprochement et par l'analyse raisonnée des résultats obtenus.
Le diagnostic différentiel n'exige-t-il pas la connaissance préalable des choses entre lesquelles on cherche
des rapports et des dissemblances ?

CHAPITRE III.

Diagnostic de la Pleurodynie.

La pleurodynie, qui a reçu du vulgaire le nom de fausse pleurésie, a la même étiologie que l'affection rhumatismale. Cette étiologie se réduit à ces deux termes : prédisposition innée ou acquise, air froid et humide. Vogel a remarqué que le rhumatisme occupe généralement la tête, la poitrine et les extrémités supérieures chez les jeunes gens. *Corpora plethorica valdè sunt obnoxia huic affectioni*, dit Baillou (1). Certaines professions favorisent cette localisation : les boulangers, par exemple, qui travaillent la nuit, la poitrine nue, et interrompent leur fatigue pour aller puiser de l'eau à la fontaine, sont pris fréquemment de douleurs plus ou moins vives sur l'un des points de la circonférence de la poitrine. Nous lisons dans le *Compendium de médecine pratique* (2) : que la pleu-

(1) *Dissertatio de rheumatismo.*
(2) T. VII, p. 411.

rodynie est très-commune chez les adultes qui sont exposés par leur profession à toutes les intempéries de l'air et à des causes nombreuses de refroidissement ; aussi l'observe-t-on principalement dans la classe ouvrière qui afflue dans les hôpitaux. Il est rare que les malades qui viennent s'y faire traiter n'aient pas subi déjà plusieurs atteintes de ce rhumatisme musculaire. Il faut noter, avec Barthez, que l'application de l'air agit d'autant mieux qu'il frappe par un courant sur le thorax plus échauffé que dans son état ordinaire, ou tandis que les parties voisines sont tenues chaudement. De plus, une condition trop négligée, c'est que la partie doit souvent y avoir été prédisposée par une infirmité relative, car il arrive souvent que cette partie est seule atteinte entre plusieurs qui se trouvent également exposées à l'action persévérante du même degré de froid (1).

La pleurodynie occupe tantôt le dos et les épaules, vers l'attache acromiale du trapèze et du deltoïde, ou les fibres du grand dorsal, du trapèze et des muscles de la région scapulaire; tantôt une grande partie du muscle grand pectoral, ou seulement ses attaches sur les côtes ou à l'extrémité externe de la clavicule ; ou bien il se fixe sur les digitations du grand dentelé,

(2) Traité du rhumatisme chronique.

sur les intercostaux, et s'étend aux muscles du cou
et de la paroi abdominale, aux grand et petit oblique
et à l'aponévrose de l'abdomen. Il n'est pas un seul
muscle, superficiel ou profond, qui ne puisse être at-
taqué ; mais elle affectionne plus particulièrement les
extrémités de la clavicule, le dessous des seins, le
bord des fausses côtes, l'angle inférieur de l'omoplate
et la partie moyenne du sternum. M. Gaudet pense
qu'elle est beaucoup plus fréquente à gauche qu'à
droite.

Les symptômes locaux sont : la douleur, la gêne
des mouvements musculaires de la poitrine, la difficulté de la respiration, parfois une toux sèche. Rodamel
assure qu'il n'y a pas de fièvre, ou que le pouls ne devient dur et fébrile que consécutivement (1). M. Gaudet dit, dans son Mémoire, que l'absence de toux,
d'expectoration et de fièvre, empêche de confondre la
pleurodynie avec les affections du parenchyme pulmonaire et de la plèvre.

La douleur varie dans son siège, suivant les lieux
indiqués et dans son intensité. Elle est obtuse, superficielle, vague, et il faut la chercher en quelque sorte ;
d'autres fois elle est vive et pongitive ; toujours elle
se réveille ou redouble quand le malade fait une ins-

(1) Traité du rhumatisme chronique.

piration profonde , redresse la paroi thoracique ou qu'il tousse. Sujette à des exacerbations, avec des intervalles de calme parfait, elle peut s'étendre au pourtour de la poitrine, changer de place, occuper une grande étendue ou se circonscrire dans un point que l'on recouvre avec la pulpe du doigt. Le malade respire doucement et avec précaution ; il garde la même position, évite les mouvements et restreint de son mieux la contraction musculaire. La moindre quinte de toux produit une angoisse inexprimable. On a dit que le décubitus sur le côté endolori est pénible, et Rodamel soutient que la douleur devient plus forte par la pression ; M. Gaudet se sert même de la pression pour localiser la douleur et en mesurer exactement l'étendue. Le contraire a été observé par M. Requin, et il nous a été donné de voir des pleurodyniques que nous avons trouvés dans le décubitus latéral, le corps dans la demi-flexion, la main fortement appuyée sur le point douloureux Cette contradiction signifie que ces symptômes doivent être variables.

J. Frank range parmi les signes caractéristiques de la pleurodynie, après la douleur qui ne laisse au malade la faculté ni de tousser ni d'éternuer, la fièvre et une fièvre continue (1). Le rhumatisme des parois

(1) Pathologie interne, T. II.

thoraciques, écrit le professeur Chomel, est précédé
et quelquefois suivi d'une fièvre aiguë ; cette fièvre
commence par un frisson, auquel succèdent la chaleur,
l'agitation, la céphalalgie, les anxiétés, un malaise
général, avec un pouls fréquent, plein et dur. La pleurodynie simple ne trouble pas la circulation, si l'on
en croit d'autres auteurs. Il y a ici un malentendu, et
on comprend qu'il faille établir une grande différence,
sous le rapport de la fièvre, entre ces douleurs fu-
gaces, pour ainsi dire insignifiantes, qui appartiennent au rhumatisme chronique, et dans lesquelles se
montre tout au plus une disposition marquée à la
transpiration, et la pleurodynie aiguë, même dans un
état parfait de simplicité. La preuve, nous la prendrons
dans Rodamel, et nous citerons ses propres expres-
sions. Ce médecin fut appelé auprès d'une femme de
36 ans, d'une constitution pléthorique, sujette à des
douleurs rhumatismales qui avaient successivement
parcouru les extrémités, les jambes et les muscles
abdominaux. Il trouva la malade couchée sur le dos,
le buste élevé par des oreillers, les bras rapprochés
du tronc, immobile et silencieuse, sous la crainte
d'exaspérer ses souffrances par le plus petit mouvement, même d'inspiration, et pouvant à peine répondre
à ses questions. La douleur de côté était poignante,
gravative, et s'étendait du sein sur toute la partie la-

térale gauche de la poitrine, ainsi que sur l'hypochondre du même côté ; la respiration était courte,
précipitée ; la peau sèche ; le pouls dur, tendu. Cet
état subsista sans nul changement, ni en bien, ni en
mal, jusqu'au surlendemain ; puis, la douleur reprit
la mobilité qui lui est propre, se portant sur la région
épigastrique, revenant à son premier siége, le sein
gauche, qu'elle abandonnait de nouveau et reprenait,
s'affaiblissant à chaque translation. Quelque temps
après, le rhumatisme, qui avait repris ses positions
d'habitude, tantôt sur l'une et l'autre jambe, tantôt
sur le bras, revint pour la seconde fois sur la partie
latérale gauche de la poitrine, et se comporta de même,
quant à la fièvre et à la terminaison qui fut sponta-
nément heureuse.

La respiration est petite, incomplète, arrêtée par la
douleur lorsque l'ampliation arrive à une certaine
limite ; mais le murmure vésiculaire jouit de toute sa
pureté, et le thorax résonne comme dans l'état normal. Ces signes négatifs sont excessivement pré-
cieux pour asseoir le diagnostic. — La péricardite
pourrait en imposer pour une pleurodynie à cause de
la douleur locale située à la région précordiale, mais
variant au-dessus, au-dessous ou en dedans du mamelon, s'irradiant vers l'épigastre et l'hypochondre
gauche, vers l'aisselle et le bras. Dans une observa-

tion de M. Andral, la douleur était intermittente (1).
L'auscultation et la percussion viennent au secours
du médecin dans les cas douteux, et nous n'avons pas
besoin d'insister sur ces palpitations plus ou moins
violentes, sur ce frémissement vibratoire perçu par la
main, sur ce frôlement péricardique qui accompagne
les deux bruits du cœur, sur ce bruit de souffle que le
docteur Hope a retrouvé dans toutes les espèces de
péricardite, coïncidant avec le premier ou avec le second temps, enfin sur toutes ces altérations du timbre
des battements du cœur et ces bruits anormaux, qui
ont été révélés depuis les premières recherches de
l'illustre Laennec ; sans compter la syncope, les dé-
faillances, l'inégalité du pouls, et une foule de troubles fonctionnels propres à la péricardite. — On dis-
tingue encore la pleurodynie de la névralgie intercos-
tale par cette circonstance que, dans cette dernière
maladie, la douleur, qui conserve toujours le caractère
lancinant, suit exactement le trajet des nerfs intercostaux à partir de la gouttière vertébrale , outre
qu'elle se montre par accès, et qu'on peut pour ainsi
dire la renouveler à volonté par une pression sur le
point de sortie du nerf.

La pleurodynie légère a peu de fixité, et on ne risque

(1) Clinique médicale, T. III.

rien de l'abandonner à elle-même. Lorsqu'elle est intense, on doit l'attaquer sérieusement et la surveiller de près, car elle peut se compliquer de catarrhe, de pleurésie ou de pneumonie, de péricardite. Elle a une grande tendance à récidiver.

L'histoire abrégée de la pleurodynie, résumant les conditions pathogénétiques de la maladie, la constance et la signification de certains symptômes qui lui impriment une physionomie particulière, l'absence des signes propres à quelques affections qui attaquent des organes voisins, son peu de gravité relativement aux actes pathologiques qui peuvent se passer dans la cavité thoracique, l'absence de toute altération matérielle appréciable à moins de complications, concourt utilement à former son individualité dans la grande classe des affections rhumatiques, et la sépare par toutes sortes de différences des autres maladies de l'appareil respiratoire.

CHAPITRE IV.

Diagnostic de la Pleurésie.

La pleurésie affecte tous les âges, plus fréquente chez les enfants après l'âge de cinq ans, et chez l'adulte entre vingt et trente ans. Sur 99 cas relevés par MM. Oulmont et Monneret, il y avait 62 hommes et 37 femmes. Le froid doit être placé en tête des causes hygiéniques, soit qu,il provienne de l'atmosphère et des variations rapides observées dans certaines saisons, soit qu'il dépende de l'ingestion de boissons glacées. Les causes pathologiques comprennent les affections des voies respiratoires, une excavation tuberculeuse, un abcès, la gangrène du poumon, l'apoplexie et la déchirure du tissu pulmonaire, la pneumonie notamment. Le rhumatisme articulaire aigu est une cause de pleurésie, ainsi que les exanthèmes et la maladie de Bright.

La pleurésie est aiguë ou chronique, primitive ou secondaire; elle occupe toute l'étendue de la membrane séreuse ou quelques-unes de ses parties, les deux côtés à la fois ou un seul côté; elle est simple ou compliquée, plus fréquente à droite qu'à gauche. Un de ses premiers effets est la sécrétion d'une certaine quantité de sérosité plus ou moins chargée de fibrine, et des fausses membranes, de formes très-variables, se déposent sur la surface pleurale; d'autres fois la sérosité contient du sang liquide ou en caillots, une matière purulente qui a la même composition chimique et la même structure microscopique que le pus formé au sein des autres tissus.

Après des symptômes précurseurs qui durent un, deux ou plusieurs jours, ou brusquement, au bout de quelques heures, un frisson se déclare avec une douleur thoracique appelée *point de côté, point pleurétique;* une chaleur intense suit, et un mouvement fébrile plus ou moins prononcé se développe. La concentration du pouls, dit M. Cruveilhier (1), m'a toujours paru être en raison directe de l'intensité de la douleur. *Pulsûs durities*, dit Baglivi, *est signum ferè infallibile pleuritidum*. Le frisson et la chaleur peuvent se succéder alternativement pendant les trois ou quatre premiers jours. La fièvre est irrégulière, et présente le soir des paroxysmes bien marqués.

La douleur pleurétique offre des variétés innom-

(1) Dictionnaire de médecine et de chirurgie pratiques, t. XIII.

brables quant à son intensité, à sa durée, à sa marche et à son siége. Très-faible, elle est quelquefois constituée par une sensation de poids et de constriction, et ne se réveille que pendant les inspirations profondes ou les efforts de toux. Dans d'autres cas, elle est très-vive, lancinante, comme si un trait acéré traversait la poitrine de part en part; elle devient intolérable sous l'influence du plus léger mouvement, et les malades n'osent ni parler ni respirer. D'ordinaire elle atteint rapidement son *maximum* pour décroître ensuite avec la fièvre ; quelquefois elle cesse brusquement dès le second jour; mais il arrive aussi qu'elle reste excessive jusqu'à la fin, ou qu'après avoir disparu, elle se fait sentir de nouveau avec une grande violence. M. Valleix a constaté la douleur thoracique 40 fois sur 46 cas de pleurésie; 27 fois sur 34 cas, elle correspondait au niveau ou au-dessous de l'un ou de l'autre sein, ou au niveau des attaches latérales du diaphragme. Pourquoi ce siége? se demande M. Cruveilhier. Pourquoi un seul point douloureux, alors que le travail morbide occupe toute l'étendue de la plèvre? Quelle est la cause de la douleur? Et il répond que la douleur étant le résultat du frottement de la plèvre costale contre la plèvre pulmonaire, et que ces frottements étant plus considérables au niveau de la partie inférieure du poumon que dans tout autre point, c'est là que doit surtout se manifester la douleur. M. Piorry place la douleur dans les nerfs des parois thoraciques, et l'explique par la sympathie. M. Chomel préfère avouer que le siége et la délimitation de ce phénomène ne sauraient jusqu'à présent être rapportés à aucune raison satisfaisante.

La douleur est augmentée par les mouvements, par l'inspiration, la toux, l'éternuement, par le décubitus sur le côté affecté et par la percussion.

Dans la première période de la maladie, les sujets reposent sur le dos, le tronc penché en avant ou sur le côté sain. Lorsque la douleur a diminué et que l'épanchement devient de plus en plus considérable, le décubitus a lieu sur le côté malade. Il y a de la toux : une toux petite, comprimée, très-douloureuse, qui a, selon M. Chomel, quelque chose de spécial et presque de caractéristique dans son rhythme ; elle est plus ou moins fréquente, mais jamais quinteuse. L'expectoration est nulle ou simplement muqueuse, à moins d'une complication. La respiration est gênée dès le début, et la dyspnée s'accroît et diminue avec la douleur ; plus tard, s'il se produit un épanchement, les troubles reparaîtront et suivront, dans leur progression ascendante et descendante, la quantité du liquide ; ils pourront devenir très-graves, au point de menacer les malades d'asphyxie. La face est pâle, vultueuse ou violacée, l'angoisse affreuse. M. Trousseau s'est cru autorisé dans des cas de cette nature à donner issue à la sérosité par la ponction de la poitrine. La liberté des mouvements respiratoires revient avec la résorption ou après l'évacuation de l'épanchement. Ne confondons pas les mouvements respiratoires avec les mouvements thoraciques ; dans un cas, les mouvements de dilatation de la poitrine exaspèrent singulièrement le point de côté, et le malade reste immobile, rend ses inspirations courtes et fréquentes, uniquement pour étouffer la douleur; dans l'autre, le thorax jouit de toute sa mobilité, et la respiration est pénible par la compression et l'affaissement des poumons. On a bien écrit que le côté affecté est immobile, et que les limites de cette immobilité établissent positivement les limites de la maladie ; mais M. Cruveilhier a démontré, le compas à la main, qu'à cet égard il n'a jamais trouvé de différence, soit entre les deux côtés du thorax, soit entre les divers points du même côté.

Mais arrivons aux signes physiques qui forment le trait du diagnostic moderne pour les maladies de poitrine et des gros vaisseaux.

La poitrine est sonore à la naissance de la pleurésie ; elle devient mate sous une percussion profonde pratiquée à la partie déclive de la cavité pleurale, qui

correspond au-dessous de l'angle inférieur de l'omoplate, à sept ou huit centimètres environ en dehors
des épines vertébrales. dès que les premières gouttes
du liquide commencent à s'accumuler. M. Damoiseau
assure que dans ce point on pouvait constater la présence d'un épanchement de 90, 60 et même 30 gram-
mes (1). A mesure que l'épanchement augmente, dit
cet auteur, la matité le suit, en décrivant des courbes
emboîtées, irrégulièrement paraboliques, dont l'axe
vertical correspond aux parties les plus déclives de la
gouttière costale, et dont la moitié antérieure et la
moitié postérieure sont fort inégales, l'une étant très-
longue et l'autre très-courte, à mesure que le sommet
de la courbe s'élève. La période de décroissance et la
disparition complète du liquide s'annoncent par le
retour de la sonorité dans l'ordre suivant : à la région
sterno-claviculaire, le long de la gouttière vertébrale
près de la racine des bronches et des parties supérieures aux parties inférieures, enfin, en dernier lieu,
à la région sous-scapulaire. Le retrait du liquide,
dit-il encore, et M. Piorry a confirmé ce résultat,
n'est pas en général suivi de la sonorité pulmonaire

(1) Recherches cliniques sur plusieurs points de diagnostic des
épanchements pleurétiques, dans les *Archives générales de médecine*,
T. III. — Du diagnostic et du traitement de la pleurésie, 1845.

dans son intégrité. Il s'établit ordinairement, sur les limites de la matité absolue, une série de nuances d'obscurité de son qui rendent très-difficile, et quelquefois même impossible, la délimitation exacte de la matité de l'épanchement. Cela se rencontre surtout dans les deux tiers postérieurs des parois thoraciques, à cause des fausses membranes qui se déposent de préférence aux parties déclives et à cause de l'engouement hypostatique du poumon au-dessous des épanchements. Nous signalons cette particularité, qui peut occasionner de graves méprises.

L'auscultation donne le premier jour une diminution des bruits normaux de la respiration, sans altération aucune. On entend ensuite un bruit particulier pendant les deux temps de la respiration, qui ressemble à celui produit par le frottement de deux corps dépolis ou par le froissement d'un parchemin. Tous les observateurs sont d'accord sur l'existence de ce *frottement pleural*, ascendant et descendant; mais il revêt mille formes et peut simuler tous les râles bullaires, depuis le râle crépitant fin jusqu'au gargouillement à grosses bulles. Enfin, on obtient souvent le phénomène de la respiration trachéale ou bronchique et l'égophonie. Il ressort des recherches de M. Monneret que le souffle tubaire a existé 26 fois sur 39 pleurétiques, et qu'il se produit avec un épanchement de moyenne densité et peu considérable. L'égophonie consiste dans une résonnance particulière de la voix qui accompagne ou suit l'articulation des mots; elle paraît être un écho de la voix du malade ; rarement elle s'introduit dans le tube, et presque jamais elle ne le traverse complètement. Elle se joint souvent à la bronchophonie, dans laquelle le timbre de la voix a quelque chose d'analogue à celui d'un porte-voix.

L'inspection de la poitrine, la palpation, la succussion peuvent, à leur tour, fournir des signes importants, sur lesquels nous n'avons pas besoin d'insister.

Ainsi, symptômes précurseurs, mouvement fébrile intense, douleur de côté, gêne de la respiration, toux saccadée, décubitus approprié, matité, frottement pleural, souffle tubaire, égophonie, hétéromorphies thoraciques, diminution ou absence de la vibration pectorale, fluctuation plus ou moins manifeste; voilà les signes médicaux, plessimétriques et stéthoscopiques, qui servent au diagnostic de la pleurésie et des épanchements. Avec de l'attention, en ayant le soin de suivre pas à pas la marche de la maladie, en déterminant les points occupés par le cœur, le foie et la rate, il nous semble presque impossible de se tromper dans la majorité des cas.

Mais cependant combien de variétés dans l'expression des phénomènes morbides, suivant l'âge, le sexe, le tempérament, l'idiosyncrasie, la constitution médicale, etc.! Que d'espèces dans le même fait pathologique, et dans la pleurésie en particulier, où on a admis des pleurésies sèches, des pleurésies sanguines, séreuses, purulentes, des pleurésies latérales, médiastines, diaphragmatiques, interlobaires, des pleurésies mobiles ou enkystées! Avons-nous des signes certains propres à faire toujours reconnaître pendant la vie le siége exact de la maladie, la nature du liquide épanché? Dans la pleurésie chronique, la douleur est nulle ou peu marquée, fugace, irrégulière, le mouvement fébrile manque presque entièrement, le décubitus n'a rien de spécial, la dyspnée ne se manifeste que lorsque les sujets se livrent à un exercice un peu violent, la toux est nulle ou rare, les fonctions digestives ne sont nullement troublées. Et les complications élémentaires et organiques n'apportent-elles pas quelquefois du vague et de l'incertitude dans le diagnostic? N'y a-t-il pas des cas de pleurésie latente, dans lesquels il n'existe ni frisson, ni fièvre, ni point de côté, ni toux, ni dyspnée, à aucune époque de la maladie? Il n'est pas très-rare, dit Laennec, de voir la douleur passer à l'autre côté de la poitrine sans qu'il y ait pour cela transport de l'inflammation; quelquefois même, dès l'origine de la maladie, le point pleurétique est à droite et la pleurésie est à gauche. On a vu des malades, dit M. Andral, affectés d'un épanchement très-considérable, ne présenter aucun trouble notable de la respiration. Si on nous objectait que nous prenons plaisir à réunir en un même faisceau les faits exceptionnels, et que d'ailleurs toute difficulté disparaît pour les médecins qui sont familiers avec les procédés d'investigation, nous répondrions avec Laennec que les pleurésies partielles très-peu étendues, que les pleurésies sans ou presque sans épanchement peuvent rester latentes, malgré les avantages de la percussion et du stéthoscope ; nous répondrions avec M. Cruveilhier que les praticiens les plus habitués à reconnaître, à deviner en quelque sorte la pleurésie, se trompent dans leur diagnostic. Ce sont des faits exceptionnels, dites-vous ; mais les pleurésies sèches sont assez nombreuses et ne se révèlent qu'à l'autopsie ; la pleurésie interlobaire, si commune chez les enfants, ne donne lieu qu'à des symptômes obscurs, peu tranchés, et ne peut être reconnue le plus souvent pendant la vie. La profondeur de la douleur sous le sternum suffira-t-elle pour diagnostiquer la pleurésie médiastine ? Quelle que soit l'importance des différents signes attribués à la pleurésie diaphragmatique, n'oublions pas, dit M. Andral, que la plupart de ces phénomènes peuvent être aussi produits par l'inflammation d'un ou plusieurs des nombreux organes qui sont logés dans la partie supérieure de l'abdomen. D'un autre côté, il ne faut pas perdre de vue que la pleurésie diaphragmatique peut exister sans être annoncée par aucun symptôme caractéristique.

Les difficultés du diagnostic sont plus nombreuses qu'on ne pense, même dans la pleurésie costo-pulmonaire, et les cas obscurs seraient-ils exceptionnels, le praticien doit toujours se comporter comme s'il se trouvait en présence de l'exception. L'amour de l'humanité, l'érudition, la docilité aux règles consacrées par le temps et par l'usage, l'expérience, la perspicacité, cette attention stante qui dirige l'oreille du médecin vers les interrogations sans cesse renaissantes d'un être sacré, c'est-à-dire du malade, n'exemptent pas de l'erreur, cette loi générale de la faiblesse de notre nature, et l'homme sage doit toujours s'attendre à des mécomptes, à des revers. Les affections les plus simples prennent quelquefois des masques si étranges que notre profession est peut-être celle qui soumet l'âme aux plus rudes épreuves. Si nous avons quelques instants de satisfaction et de joie, dit M. Cruveilhier, par quels chagrins ces rapides moments de bonheur ne sont-ils pas rachetés ! L'issue fâcheuse d'une maladie nous afflige quelquefois au point qu'on

a vu plus d'un médecin souhaiter, avec Vésale, d'être
à la place du cadavre qu'il avait sous les yeux. Le re-
gret d'avoir porté un faux diagnostic, de n'avoir pas
fait tout ce qu'il aurait été possible de faire ou d'avoir
agi à contre-sens, la douleur des familles, toutes ces
impressions, comme autant de pointes aiguës, per-
cent le cœur : supplice inouï qu'on pourrait appeler la
douleur du médecin.

Et dire pourtant que nous sommes forcés d'avouer
que, malgré de persévérants efforts, l'organisation vi-
vante, pressée, frappée, décomposée, retournée en
tous sens, garde des secrets qui se dérobent toujours!
Aveu bien triste, qui nous conduit à déclarer que
l'existence actuelle ou antérieure d'un point de côté ,
la marche de la maladie, la plessimétrie et le stéthoscope ne peuvent pas toujours dissiper le voile de la
vérité !

CHAPITRE V.

Diagnostic de la Pneumonie.

La pneumonie est caractérisée anatomiquement par
des altérations, que l'on s'accorde à distinguer , depuis Laennec, sous le nom d'engouement, d'hépatisation rouge et d'hépatisation grise. — Le poumon en-
goué est pesant, ferme, compacte ; il présente exté-
rieurement une couleur livide ou violacée ; il cède à la
pression du doigt, et en conserve la marque à peu près
comme un membre infiltré ; il crépite peu ou à peine,
se laisse déchirer aisément, et son tissu divisé par le
scalpel paraît d'un rouge de sang ou livide, infiltré
d'une sérosité sanguinolente, spumeuse et trouble,
qui coule avec abondance de la surface des incisions.
Le docteur Stokes prétend que le premier degré de
de splénisation est précédé par un état de sécheresse,
de dureté, de coloration verdâtre du tissu , dans lequel on observe une injection artérielle intense. L'hépatisation ou induration rouge donne au parenchyme
pulmonaire une texture granuleuse formée par la réu-

nion d'une multitude de petits grains ronds ou ovoïdes très-égaux entre eux. Le poumon a une couleur uniformément rouge, à l'instar d'un foie congestionné, ne crépite plus sous le doigt et se précipite au fond de l'eau ; il est nuancé de plaques granitiques à l'intérieur, et on découvre mieux qu'à l'état normal les cloisons cellulaires qui séparent les lobes et les lobules. Avec plus de fermeté et moins de cohésion qu'au premier degré, le tissu se réduit entre les doigts en une pulpe rougeâtre, et en l'incisant, il s'écoule un liquide rouge, non écumeux, dans lequel on trouve une matière épaisse, opaque et blanchâtre. — L'hépatisation grise dépend de l'épanchement dans les vésicules, ou de l'infiltration dans la trame de l'organe, d'un liquide séro-purulent ou d'un véritable pus. Imperméabilité à l'air, friabilité, ramollissement ; colorations grisâtre, jaunâtre, pâle ou jaune citrin, plus claire et presque blanchâtre, entremêlées d'hépatisation rouge ; granulations qui tendent à se réunir et à disparaître ; liquide visqueux, d'une odeur fade ou inodore ; matière blanchâtre, grasse et onctueuse ; pus blanc et crêmeux, ou gouttelettes qui semblent sortir des orifices capillaires des bronches : voilà les corruptions afférentes au troisième degré de la pneumonie.

On peut rencontrer ces altérations isolément, deux

ou toutes trois réunies. Sur 40 sujets dont M. Grisolle (1) a fait le relevé, il a trouvé 16 fois le deuxième et le troisième degré réunis, 8 fois le troisième degré seul, 7 fois le deuxième seul, 4 fois le premier et le deuxième, 3 fois le premier et le troisième, 3 fois les trois réunis. L'engouement seul est très-rare, et il ne l'a jamais vu comme unique lésion.

La pneumonie est simple ou double, du sommet, de la base, centrale, lobulaire ou marginale, suivant le siége ; elle est simple de sa nature ou compliquée ; primitive, consécutive ou intermittente. Le poumon droit est atteint plus souvent que le gauche; 426 fois pour ce dernier, sur 1430, selon M. Grisolle ; dans le rapport de 2 à 3, d'après les observations de MM. Chomel et Andral. M. Lombard dit que les femmes sont plus sujettes que les hommes aux pneumonies gauches, mais que chez elles la pneumonie droite est plus fréquente que la gauche. Le rapport des pneumonies de la base à celles du sommet est de 4 : 3, rapport inverse de la phthisie tuberculeuse.

Lorsque la maladie se termine par la guérison, l'engouement ne laisse pas de traces à sa suite et le tissu pulmonaire reprend sa texture normale. La résolution de l'hépatisation rouge reste très-longtemps à se com-

_____

(1) Traité pratique de la pneumonie, 1841.

pléter, la perméabilité à l'air, la crépitation, l'élasticité, l'humidité naturelle reviennent petit à petit ; mais Laennec prétend que les vésicules aériennes conservent toujours un peu plus d'épaisseur et de fermeté. Quelques auteurs doutent que l'infiltration purulente soit susceptible de résolution, et peut-être ferait-on bien de reprendre les remarques de Laennec. Il nous répugne si peu d'admettre la possibilité de la guérison des pneumonies au troisième degré, que l'absorption a pu s'opérer efficacement dans les cas de suppuration pulmonaire en foyer, amener le rapprochement des parois du kyste et leur union au moyen de brides celluleuses.

La pneumonie est plus fréquente chez l'adulte , de 20 à 30 ans, et chez l'homme. La plupart des pathologistes rangent la pléthore sanguine, la jeunesse , l'âge viril et une constitution forte parmi ses causes prédisposantes. C'est une affection très-commune dans les professions qui exigent de grands efforts musculaires et le travail à l'air libre, dans des lieux froids et humides, dans l'eau ; elle se présente surtout en hiver et au commencement du printemps, pendant les mois de mars et d'avril, lorsque les vents du nord soufflent, dans les lieux secs et élevés, au milieu des vicissitudes atmosphériques. L'impression du froid, le corps étant médiocrement échauffé ou moite, est la

cause déterminante ou occasionnelle la plus ordinaire ; mais, comme pour toutes les maladies, il faut
tenir compte d'une certaine prédisposition intérieure.
La pneumonie consécutive ou secondaire se rattache
à des causes pathologiques plus ou moins puis-
santes, assez connues pour nous dispenser de les énu-
mérer ici.

La pneumonie débute de deux manières différentes :
1º du malaise, de l'inappétence, de la lassitude et un
appareil fébrile complet se développent avant la lésion pulmonaire ; 2º la fièvre se montre en même
temps que les troubles de la respiration. La fièvre ini-
tiale, à laquelle les anciens donnaient le nom de
fièvre péripneumonique, est-elle essentielle ou symp-
tomatique des altérations organiques ? La fièvre, dans
la péripneumonie, dit Laennec, est réellement symp-
tomatique, c'est-à-dire qu'elle est l'effet de l'inflammation : elle croît avec elle et tombe avec l'orgasme
inflammatoire. Même alors que la pneumonie est
précédée de prodromes , dit M. Monneret, la lésion
pulmonaire n'en est pas moins la cause des accidents
que l'on observe. Est-ce à dire que l'anatomie pathologique constitue à elle seule la médecine tout en-
tière, et que la pneumonie est sous la dépendance ex-
clusive de l'état local ? Un système de localisation
aussi exagéré est aussi faux dans l'étude des mala-

dies que dans celle des fonctions ; et puis , l'auscultation, dont on ne récusera pas la valeur à Paris,
nous donne l'assurance que le travail morbide local
n'a pas encore commencé. Incontestablement, la cause
nécessaire du premier mouvement fébrile ne réside
pas dans le poumon ; c'est une fièvre de l'ensemble de
l'organisme, primitivement générale, *totius subs-
tantiæ.*

Bientôt, avec plus ou moins de rapidité, la manifestation viendra prendre droit de domicile sur la poitrine et le poumon. La respiration s'embarrasse,
courte et précipitée. La parole est entrecoupée, hale-
tante. La fréquence du pouls croît et augmente, il est
large, plein, tendu. La peau est chaude, aride, âcre au
toucher ; la face injectée ; la pommette correspondante
rouge. La douleur se déclare dans le voisinage du
mamelon, sur les parties latérales et postérieures du
thorax, dans les régions sous-claviculaires et hypo-
chondriaques, sourde ou vive, diffuse ou circonscrite ;
pongitive, lancinante, augmentant par la toux, par les
mouvements respiratoires, quelquefois par la pression
dans les espaces intercostaux, par le décubitus sur le
côté affecté, par le changement de situation et lorsqu'on percute ; elle diminue et disparaît habituelle-
ment le quatrième ou cinquième jour. La toux, sèche
au début, muqueuse ensuite, est incessante, fatigante

et très-pénible. Langue souvent blanche et humide ;
sèche, rougeâtre sur les bords ; appétit nul, nausées,
vomissements bilieux, urines acides et d'une couleur foncée, insomnie, constipation. — La fièvre redouble dans sa force avec l'oppression, le point de
côté persiste souvent encore : respiration de plus en
plus accélérée, voix affaiblie, décubitus en supination,
accroissement de la température, sueurs ; les crachats
prennent les caractères visqueux, rouillés, jaune abri-
cot ou sucre d'orge, sanguinolents, s'attachant au
vase ou au crachoir. La fièvre subit chaque soir une
exacerbation, pendant laquelle la douleur de côté, la
toux, la dyspnée et le malaise augmentent. Bouche
pâteuse, soif intense ; urines troubles avec des préci-
pités. — L'orthopnée s'établit ; les crachats présentent une teinte brunâtre, analogue à celle du jus de
réglisse ou de pruneaux, ou une couleur cendrée, grisâtre, purulente, mêlés ou non à du sang, à de la matière noire, d'une odeur fétide ; l'expectoration se
supprime ; le pouls perd de sa fréquence, devient petit, faible, souvent irrégulier et inégal ; la langue est
sèche et brune ; le visage pâlit, les traits s'altèrent
profondément, et tout indique que la pneumonie est
arrivée au troisième degré. Quelquefois la face est
d'un jaune terreux, comme dans les affections cancé-
reuses, et cette teinte, dit M. Andral, sert plus qu'au-

cun autre signe à diagnostiquer que le poumon commence à s'infiltrer de pus. — Si l'on a assisté à toutes les phases d'une pneumonie, et qu'il survienne une expectoration purulente assez grande, avec des frissons, des bouffées de chaleur, de petites exacerbations répétées, on est fondé à croire qu'il s'est formé un abcès. Si les crachats, verts ou gris, exhalent une odeur prononcée de gangrène, si l'haleine est fétide, et que des phénomènes adynamiques et ataxiques éclatent tout-à-coup, on est en droit de craindre une terminaison par gangrène.

La symptomatologie générale de la pneumonie revêt des masques particuliers, suivant telle ou telle circonstance propre aux sujets et aux conditions extérieures. Tout le monde connaît la belle description fournie par Stoll de la pneumonie bilieuse. Huxham, Mertens, Borsieri nous ont laissé des tableaux admirables de ressemblance de la pneumonie catarrhale épidémique. Qui n'a pas observé la pneumonie adynamique qui se montre si souvent dans le cours de la fièvre typhoïde, la pneumonie consécutive aux fièvres exanthémateuses, la pneumonie qui accompagne la résorption purulente ? N'y a-t-il pas des faits irrécusables de fièvre intermittente péripneumonique, dans lesquels les signes pulmoniques disparaissent complètement ou à peu près pendant l'apyrexie ? Il fau-

drait un volume, si nous voulions faire le diagnostic
détaillé de ces affections complexes.

Les signes physiques se tirent de l'inspection de la
poitrine, de la percussion et de l'auscultation.

Broussais a constaté une dilatation du côté malade,
par suite de l'augmentation de volume du poumon, et
un rétrécissement après la suppuration.

Si on applique la main sur la poitrine, la vibration
est quelquefois normale et d'autres fois elle est très-
intense. Le son est obscur sous la percussion dans le
second et le troisième degré ; quelquefois la matité
est très-prononcée, surtout sur les parties latérales et
antérieures et au sommet, moins tranchée dans les
fosses sus et sous-épineuses.

On entend la respiration puérile au début pendant
plusieurs heures, plus tard dans les parties qui envi-
ronnent l'hépatisation, enfin à l'époque de la résolution. Des bulles petites, égales entre elles, et donnant,
lorsqu'elles crèvent, la sensation de sècheresse, annoncent l'engouement et font reconnaître son étendue.
D'abord, le bruit naturel de la respiration est mêlé à
la crépitation, puis celle-ci couvre peu à peu le bruit
respiratoire, et on finit par ne plus entendre qu'elle.
Si la maladie rétrograde, la crépitation diminue et le
bruit respiratoire augmente; s'il y a un retour, le râle
crépitant reparaît.

A l'approche de la seconde période, les bulles sont inégales, plus rares et plus humides, et se confondent par des nuances insensibles du râle muqueux où on sent le mélange d'air et de liquide : c'est le râle souscrépitant. Si l'hépatisation continue sa marche, l'oreille qui ausculte a la sensation d'un morceau de taffetas neuf qu'on déchire, et ce bruit particulier, appelé par M. Grisolle *bruit de taffetas*, résulte du mélange du râle crépitant et de la respiration bronchique. Enfin, on ne perçoit plus ni râle crépitant ni bruit respiratoire, et, suivant Laennec, l'absence de ces phénomènes est souvent le seul signe de l'hépatisation. Le souffle bronchique se développe ensuite et devient de plus en plus évident ; mais auparavant, dit M. Fournet, l'expiration devient rude, prolongée, ainsi que l'inspiration. Le souffle bronchique, étudié avec soin par M. Andral, ressemble au bruit du larynx ou à celui qui serait fourni par un tube dans lequel on soufflerait avec une certaine force. Ce souffle correspond exactement aux lobes pulmonaires hépatisés en rouge et en gris. Lorsque la résolution s'opère, la respiration bronchique cesse dans l'inspiration, dans l'expiration et ensuite entièrement ; le bruit respiratoire est reconnu avec des altérations dans le timbre et la durée ; le *ronchus crepitans redux* apparaît de nouveau, cesse à son tour, et l'oreille retrouve insensiblement le murmure respiratoire doux et moelleux qui caractérise l'état normal.

La bronchophonie ou la toux bronchique, soit simple, soit accompagnée de cette sensation de souffle dans l'oreille, qui lui a fait donner par Laennec le nom de *souffle voilé*, se montre dans les mêmes conditions que la respiration bronchique. Laennec regarde comme un signe d'hépatisation grise et d'infiltration de pus, un râle muqueux dans les bronches. Pour M. Stokes, la respiration bronchique, mêlée à un râle muco-crépitant, humide et à grosses bulles, est un signe caractéristique. Suivant M. Fournet, ce râle muqueux à grosses bulles se produit spécialement pendant l'inspiration.

Tant qu'il reste du râle crépitant et un affaiblissement du bruit respiratoire, la maladie ne peut pas être regardée comme éteinte, et la convalescence mérite d'être surveillée. Lorsque ces signes reparaissent, comptez sur une rechute.

La suppuration circonscrite détermine un râle muqueux très-fort, à grosses bulles, évidemment caverneux; la bronchophonie se change en pectoriloquie; la respiration et la toux, de bronchiques, deviennent caverneuses; le souffle voilé est manifeste si l'abcès avoisine la surface du poumon. Le gargouillement, le souffle et la pectoriloquie ne peuvent d'ailleurs se produire qu'à la condition que la cavité purulente communique avec les bronches et puisse se vider au dehors.

Nous rendons justice aux explorations physiques dans la recherche du diagnostic, et nous reconnaissons volontiers qu'elles apportent avec elles des caractères qui permettent de distinguer certaines lésions les unes des autres, et que, dans beaucoup de cas, elles en offrent comme l'empreinte aux sens et à l'esprit. Mais les signes fournis par ces méthodes sont-ils particuliers, individuels, directs, immédiats, nécessaires? Le médecin peut-il conclure toujours du signe à l'altération?

Prenons des exemples dans la maladie qui nous intéresse le plus en ce moment. La fréquence de la toux, la viscosité des crachats, la dyspnée, l'accélération des mouvements respiratoires existent dans la pneumonie et dans la bronchite capillaire. Comment distinguerons-nous l'une de l'autre? Par le râle crépitant, dit Laennec, qui est le signe pathognomonique de la pneumonie. Mais MM. Cruveilhier, Andral et autres, soutiennent que le râle muqueux qui se passe dans les petites ramifications bronchiques ressemble entièrement au râle de la pneumonie, ou n'en diffère que par de très-faibles nuances.— L'œdème pulmonaire produit un râle crépitant, une diminution de son, un retentissement vocal, du souffle. — Il y a de la dyspnée, de la matité, de la bronchophonie, du souffle dans l'apoplexie du poumon. — La phthisie tuberculeuse au premier degré peut simuler l'engoû-ment du lobe supérieur, à cause du craquement, de la douleur, de la dyspnée, de la toux, du frisson et de la fièvre. — Que dirons-nous des pneumonies profondes autour desquelles le tissu pulmonaire conserve sa texture normale, ce qui empêche le praticien le plus expérimenté de retrouver, à l'aide de l'auscultation et de la percussion, les signes propres de l'hépatisation? Diverses productions pathologiques, le cancer, la mé-lanose, les acéphalocystes, peuvent en imposer pour une pneumonie chronique, et la durée même de cette dernière affection contribue quelquefois à induire en erreur. Bayle parle d'un cas de pneumonie chronique qui ne se termina par la mort qu'après un an; M. Cho-mel l'a vu persister quinze mois, et M. Andral dix-huit mois. — Il arrive, dit M. Andral, qu'on rencontre les plus sérieuses difficultés pour fonder le diagnostic différentiel de la pneumonie chronique et de la phthi-sie au second degré ; on n'y parvient qu'en rassem-blant les signes fournis par les commémoratifs, et en tenant compte des symptômes généraux, tels que la fièvre, l'amaigrissement, les sueurs, la perte des forces, etc. — Sur quinze cas de pneumonie, recueillis par MM. Valleix et Vernois chez des enfants, dont onze de pneumonie double et quatre de pneumonie droite, la matité n'a été perçue des deux côtés que cinq fois ; elle occupait le côté droit seulement sept fois. Le râle crépitant se fait entendre si rarement, qu'on le considère comme n'existant pas dans la pneumonie des nouveau-nés ; chez eux, le point de côté n'existe pas, ou ne peut être constaté, et il n'y a point de crachats caractéristiques. — L'existence fréquente d'une bronchite ou d'un emphysème pulmonaire chez les vieillards, obscurcit les pneumonies, au point que la plupart passent inaperçues malgré l'auscultation et la percussion.

CHAPITRE VI.

**Diagnostic différentiel et comparaison de la
Pleurodynie, de la Pleurésie et de la
Pneumonie.**

La pleurodynie, la pleurésie, la pneumonie, consi-
dérées en elles-mêmes, peuvent présenter des caractères tellement différents suivant la constitution
annuelle épidémique, ou même suivant la constitution du malade, qu'un mode de traitement qui, dans
un temps ou chez tel individu, était suivi de succès,
devient nuisible dans un autre moment ou chez tel
autre sujet. Il est donc du devoir du médecin appelé
auprès d'un malade, de dégager d'abord le caractère
propre de l'affection qu'il a sous les yeux; il s'occupera
ensuite de la forme et du siége de la maladie d'une
manière absolue et d'une manière relative. Comme
vous le voyez, la véritable base de la pathologie re-
pose sur le diagnostic médical complet.

Nous nous sommes occupé jusqu'ici du diagnostic
particulier de trois maladies qui se localisent sur la

poitrine, et qui se manifestent au dehors par des symptômes pareils sous certains rapports, différents sous d'autres, et nous avons insisté sur ce point, autant que nous l'avons pu, parce que le diagnostic différentiel s'y trouve contenu en substance. Soit maintenant une pleurodynie, une pleurésie, une pneumonie, peu importe leur nature et leur caractère particulier, comment distinguerons-nous l'une des deux autres? Il semble, au premier abord, que le problème est résolu, et qu'il suffit de rapprocher les tableaux qui précèdent afin d'en montrer les rapports de ressemblance et de dissemblance. Cela devrait être; mais combien de difficultés et d'obscurités que l'on découvre en avançant dans les profondeurs de la matière! Et nous pensons qu'il est indispensable de coordonner les connaissances que nous avons acquises, de les concréter, de les masser, pour ainsi dire, dans l'intention d'en retirer toutes les lumières qu'elles contiennent. Nous tiendrons compte, dans ce remaniement de nos premières recherches, de la cause, de l'acte morbide et de ses tendances, en ayant soin de les étudier isolément et dans les secours mutuels qu'ils se prêtent entre eux.

La pleurodynie, la pleurésie et la pneumonie sont, toutes trois, plus fréquentes chez l'homme que chez la femme, chez l'adulte que dans le jeune âge et chez

les vieillards ; il est inutile aujourd'hui de citer des
relevés pour prouver l'exactitude de cette assertion.
Elles se développent chez des sujets de toutes les
constitutions, au milieu des vicissitudes atmosphériques et par l'action prédominante du froid ; leur nombre va croissant depuis le mois de décembre jusqu'à
celui d'avril, il diminue rapidement à la fin du mois
de mai, devient très-rare en été et recommence légè-
rement au commencement de l'automne. L'humidité,
les localités marécageuses favorisent la pleurodynie ;
le froid sec, les lieux élevés déterminent la pleurésie
et la pneumonie ; certaines professions, l'inspiration
de vapeurs irritantes, d'ammoniaque, d'acide sulfu-
reux, d'acide chlorhydrique, ont été regardées comme
pouvant produire la pneumonie. Le rhumatisme et la
pleurodynie marchent ensemble. Toutes les maladies
du parenchyme pulmonaire, capables d'amener une
communication entre la cavité de la plèvre et les bronches, entraînent presque constamment une pleurésie
aiguë et chronique, et le plus ordinairement la première de ces deux formes. La pneumonie apparaît
souvent après la bronchite et provoque presque toujours la pleurésie ; au contraire, quand la membrane
des bronches est le siége d'un catarrhe, la plèvre ne
s'en ressent que peu, et réciproquement dans la pleurésie la première ne s'affecte presque jamais. En

vertu de cette loi fondamentale de l'organisation humaine, que chaque tissu a une disposition partout uniforme, la même structure, les mêmes propriétés, qu'il est exposé aux mêmes maladies, les tissus homologues sont solidaires dans les désordres pathologiques comme dans la santé, et alors l'affection rhumatique parcourt les muscles et les tissus fibreux, la pleurésie complique assez ordinairement la fièvre puerpérale, le poumon est sous l'influence de toutes les causes favorables au développement des phlegmasies parenchymateuses.

Au-dessus des conditions pathogénétiques, hygiéniques, pathologiques ou individuelles, nous plaçons pour chaque maladie une certaine prédisposition particulière dont la nature nous est inconnue, sans laquelle les causes occasionnelles ou déterminantes ne suffiraient pas pour la production de l'affection morbide, et cette prédisposition intérieure doit être différente pour chacune des trois maladies que nous étudions.

Les frissons, la fièvre, l'agitation, l'insomnie, la céphalalgie, la courbature, le malaise général ; en un mot, les symptômes précurseurs ou avant-coureurs qui se présentent depuis l'instant où les fonctions ne s'exercent plus comme dans l'état de santé, jusqu'à celui où la maladie commence, ont peu de valeur dans le diagnostic. En effet, ces prodromes ont entre eux beaucoup de ressemblance dans presque toutes les maladies aiguës, et ceux de la même maladie ne sont jamais semblables. Leur durée et leur intensité ne peuvent pas même donner une idée juste de la gravité de l'affection qu'ils annoncent. Un appareil fébrile formidable se voit rarement dans la pleurodynie; celle-ci éclate brusquement ou après quelques douleurs dans diverses parties du corps, et spéciale- ment dans les membres supérieurs. Si la fièvre se manifeste, elle ne persiste pas longtemps. Les maladies rhumatismales et goutteuses sont quelquefois précédées par un accroissement d'énergie, l'individu se sent plus fort, plus actif, il a plus d'appétit et digère mieux. Des personnes sont averties de l'invasion de leurs douleurs par une sensation comparable à celle d'un souffle qui passerait sur la surface du corps; d'autres éprouvent une commotion légère et comme électrique. Le frisson initial de la pleurésie est unique et ne se prolonge guère au-delà d'une heure, et la fièvre est plus ou moins prononcée. Le frisson et la fièvre sont moins intenses dans la pleurésie que dans la pneumonie ou dans la péripneumonie. Il y a unanimité chez les pathologistes pour reconnaître que la pleurodynie, la pleurésie et la pneumonie peuvent se montrer tout à coup sans aucun prodrome, sans qu'il existe ni frisson, ni chaleur, ni fièvre. Donc, règle générale, les phénomènes prodromiques sont peu capables de nous fournir le moindre jugement, ni même aucune conjecture bien fondée.

Enfin, l'acte morbide est constitué : le malade accuse une douleur de côté qui augmente par la respiration et dans certaines attitudes, la respiration est gênée, il y a de l'oppression et de la toux, une expectoration plus ou moins abondante et d'un aspect différent. Pourrons-nous reconnaître le siége de la maladie par l'étude comparative de ces phénomènes ? La douleur pleurodynique est plus superficielle, et quoiqu'elle prenne une plus grande intensité dans les inspirations profondes, les malades intelligents éprouvent très-bien qu'elle se passe exclusivement sur la paroi thoracique. Pour peu qu'elle soit légère, elle se dissipe après quelques jours de repos. Elle a une grande tendance à se déplacer et à revenir. Le point pleurétique est plus fixe ; mais il change quelquefois de place, dit Laennec ; il est situé presque constamment au niveau ou au-dessous de l'un ou de l'autre sein ; plus il est vif, plus il est circonscrit ; il n'apparaît quelquefois que vers le troisième ou le quatrième jour de la maladie ; il cesse avec l'épanchement. Les nuances de la dyspnée et de la toux n'ont rien de bien saillant. Au début, dit M. Chomel, la pleurésie peut être confondue avec la pleurodynie fébrile ; on a vainement cherché des signes différentiels dans les caractères de la douleur, dans les symptômes généraux, dans les troubles de la respiration, et, dans ces cas obscurs, le médecin doit agir comme s'il existait une pleurésie. Il en serait de même relativement à la pneumonie sans l'expectoration et l'intensité de la toux. Les crachats pneumoniques sont transparents, visqueux, mêlés intimement à de petites bulles d'air qui restent emprisonnées dans le mucus. Recueillis dans un crachoir plat et découvert, dit Laennec, ils se prennent en une masse tellement tenace et visqueuse, que l'on peut renverser le vase plein sans qu'ils s'en détachent ; ils cèdent seulement à la pesanteur en formant une sorte de nappe. Si l'on agite le vase, ils tremblent à peu près comme de la gelée, mais moins fortement. Leur couleur présente souvent les diverses nuances du rouge, et particulièrement celle de la rouille, ou bien une teinte vert de mer, jaune, orangée, safranée, jaunâtre ou vert sombre. Mais l'expectoration ne commence à se caractériser que du deuxième au troisième jour ; elle peut rester purement muqueuse pendant toute la durée de la maladie ; au commencement de l'hépatisation elle est rare et pituiteuse ; c'est absolument comme dans la pleurodynie compliquée de bronchite catarrhale. Si les crachats manquent, ce qui se voit, sur quoi établira-t-on le diagnostic ?

L'habitude extérieure est variable, les phénomènes généraux sont communs, les symptômes fonctionnels ne diffèrent pas toujours par des caractères tranchés, en sorte qu'il ne faut rien moins que l'ensemble de toutes les circonstances qui concourent à la production de la maladie et à son mode d'être, pour arriver à la détermination différentielle de la pleurodynie, de la pleurésie et de la pneumonie. A la rigueur, aucun symptôme considéré isolément n'a une signification absolue ; ils sont tous équivoques, insuffisants, douteux, peuvent faire défaut ou résulter de lésions diverses ; ils peuvent tromper, par conséquent, si on n'a pas la précaution de les contrôler les uns par les autres et par d'autres modes d'exploration. — Restent les signes physiques ; voyons ce qu'ils pèsent dans la balance.

Un domestique, âgé de 30 ans, se présente à l'hôpital de la Charité à Paris, en février 1827. A la visite, il offre les symptômes suivants : douleurs dans la poitrine accompagnées de chaleur et de tiraillements, n'augmentant pas par la pression ni dans les grandes inspirations ; toux fréquente, respiration peu gênée, expectoration muqueuse peu abondante ; le pouls était dur et fréquent. — « Je pense, dit M. Jaumes, avec M. Massonnais à qui j'emprunte cette observation, que ces symptômes exprimaient un catarrhe aigu plutôt que tout autre chose. Toutefois, l'auscultation est pratiquée ; elle fait entendre un râle vraiment crépitant à la partie postérieure gauche. Un traitement convenable est aussitôt prescrit. Plus tard, les crachats sont visqueux, etc. C'était évidemment une pneumonie. Le même traitement est continué : le malade sort, au bout de quinze jours, parfaitement guéri. »

La pleurodynie, à toutes ses périodes, quels que soient le siége, l'étendue et l'intensité du mal, malgré la violence de la fièvre, la vivacité de la douleur et la profondeur de l'orthopnée, n'apporte pas la plus petite obscurité dans la résonnance normale du thorax, et le murmure vésiculaire conserve la douceur et le moelleux de l'état sain. Si une pleurodynie intense dure quelque temps, elle peut finir par donner lieu à de la matité ; mais ce dernier phénomène trahit alors une pleurésie consécutive.

Le frottement pleurétique bien dessiné et distinct des râles bullaires, suffit pour assurer le diagnostic de la pleurésie. L'égophonie indique la présence d'un liquide dans la cavité pleurale, et l'existence actuelle ou antérieure d'un point de côté, la marche de la maladie, l'absence d'une collection de liquide dans une autre cavité de l'économie permettent de remonter à la cause de l'épanchement.

La matité seule, sans égophonie, est encore un signe certain d'épanchement, lorsqu'elle se déplace et qu'elle occupe successivement les points les plus déclives de la poitrine dans les différentes positions que l'on fera prendre au malade.

La matité fixe et le souffle tubaire, même avec les symptômes généraux et les troubles fonctionnels, ne séparent pas la pleurésie de la pneumonie d'une manière assez explicite. On dit bien que les vibrations thoraciques sont augmentées dans la pneumonie, tandis qu'elles sont diminuées dans la pleurésie ; que le souffle est très-fort, rapproché de l'oreille, se fait entendre partout où il y a de la matité, dans la pneumonie ; alors que le souffle pleurétique est plus profond, n'entre pas dans l'oreille et ne se produit qu'à la racine des bronches. Nonobstant ces caractères différentiels, on peut confondre la pleurésie enkystée, qui manque d'égophonie, et la pleurésie avec épanchement moyen, avec la pneumonie au second et au troisième degré.

Tant que l'épanchement n'est pas très-abondant, l'égophonie existe dans différents points ou même dans toute l'étendue du côté affecté, mais principalement au niveau de l'angle inférieur de l'omoplate.

Lorsque l'épanchement est très-considérable et qu'il remplit la cavité pleurale, l'accompagnement égophonique disparaît, aucun bruit normal ou anormal n'est perçu, excepté à la partie supérieure de la poitrine, où on obtient un frémissement respiratoire : la matité occupe toute l'étendue du poumon, et la respiration est exagérée du côté sain. Dans la pneumonie, il est rare que la matité soit complète d'un côté, elle manque presque toujours à la partie la plus déclive de la gouttière costo-diaphragmatique ; les vibrations thoraciques sont augmentées. Ces signes rendent-ils l'erreur impossible ? Cette erreur, dit M. Cruveilhier, je l'ai vu commettre et je l'ai commise moi-même ; j'annonçai une pleurésie dans un cas où il y avait une pneumonie avec induration de la totalité d'un poumon.

Ainsi, lorsque l'on observe tous les signes plessimétriques et stéthoscopiques de la pleurésie franche, le diagnostic ne saurait être douteux, et on trouve ces signes sans difficulté dans la pneumonie avec épanchement moyen et mobile. Au début de la pleurésie, avant la formation de l'épanchement, on a le frottement pleural ; mais ce phénomène est susceptible de revêtir plusieurs formes difficiles à bien apprécier, et ressemble quelquefois à la crépitation. Les difficultés sont encore plus sérieuses si l'épanchement est parvenu à un très-haut degré, à moins que l'on ne constate des hétéromorphies de la poitrine ou de la fluctuation. Le souffle que l'on entendrait, selon M. Monneret, dans les deux tiers environ de ces cas, est intense et tout à fait semblable à celui de la splénisation du poumon. Les pleurésies interlobaire, médiastine, enkystée, restent impénétrables devant nos investigations les plus minutieuses. M. Damoiseau est même obligé de renoncer à ses courbes, qui, par parenthèse, ont besoin d'être soumises à des expériences ultérieures.

La diminution de la sonorité thoracique, la faiblesse du bruit respiratoire, le râle crépitant, pour la première période ; le râle sous-crépitant et le bruit de taffetas au commencement de l'hépatisation ; l'absence de la crépitation et du bruit respiratoire, la matité, le souffle bronchique et la bronchophonie dans les lieux où l'on entendait naguère la crépitation, pour la seconde et la troisième période; le râle muqueux à grosses bulles, quand le pus commence à s'infiltrer dans le tissu pulmonaire ; le gargouillement, le souffle et la pectoriloquie, quand la suppuration forme abcès et que l'abcès se vide au dehors : voilà les signes de la pneumonie à ses différentes phases.

La crépitation est regardée avec raison comme le signe pathognomonique de l'engouement. On pourrait cependant la confondre dans quelques circonstances avec le frottement pleurétique, si on n'y apportait une grande attention. Selon M. Damoiseau, la crépitation pleurale est moins nombreuse, moins égale, moins instantanée; elle est sèche, irrégulière, saccadée; elle n'a pas lieu dans tous les mouvements respiratoires; elle est disséminée, et elle ressemble au bruit de cuir que l'on ploie ou du parchemin froissé. Elle s'accompagne quelquefois, quand le phénomène est porté très-loin, d'un frémissement vibratoire de la paroi thoracique. Elle n'atteint jamais la finesse du râle crépitant vrai. La toux modifie les râles en les rendant plus évidents ou en les faisant disparaître après l'expectoration, tandis qu'elle n'a d'autre influence sur la crépitation pleurétique que celle qui résulte de l'accélération des frottements.

Le râle sous-crépitant et le bruit de taffetas, constatés par MM. Chomel et Grisolle, n'existent jamais dans la pleurésie simple. Ce bruit de taffetas, concurremment avec la crépitation fine et sèche dans le fond de l'aisselle, sur le bord intérieur du poumon et dans la partie externe de la fosse scapulaire, caractérise, pour M. Grisolle, une induration encore limitée à la surface de l'organe pulmonaire.

La matité, le souffle tubaire, la bronchophonie s'offrent dans la pleurésie et dans la pneumonie au second et au troisième degré. Si on ne connaissait rien des antécédents, que l'on vît le malade pour la première fois, et qu'il n'y eût pas d'autres signes que ceux-là, les médecins les plus consommés dans la pratique de leur art et les plus habiles en auscultation et en percussion, éprouveraient un extrême embarras pour établir le diagnostic. Nous répéterons succinctement que, dans la pneumonie, il y a vibration thoracique, matité immobile imprimant une certaine élasticité au doigt qui percute, que le souffle est ordinairement plus intense : tandis que la pleurésie ne donne pas de vibration ni d'élasticité au doigt; que la matité est mobile, considérable; qu'il y a broncho-égophonie et absence de râle. Si l'on a suivi le malade depuis l'invasion, on sait que la crépitation a précédé les phénomènes dont il est question; et plus tard, si la résolution s'opère, on retrouvera la crépitation avant d'arriver à la convalescence.

Dans le cas de complication de ces maladies entre elles, les symptômes se mêlent et s'entrecroisent dans leur expression phénoménale. Parmi ces complications, celle de la pneumonie et de la pleurésie est si fréquente, qu'on a généralement adopté la dénomination de pleuro-pneumonie comme synonyme de fluxion de poitrine; et, en effet, l'anatomie pathologique nous enseigne que la pneumonie aiguë chez l'adulte, qui se termine par la mort, est presque constamment accompagnée de l'injection de la plèvre correspondante, de l'épanchement d'un liquide séreux ou purulent, et de la formation de fausses membranes verdâtres, molles, infiltrées de sérosité ou de pus.

Plusieurs conditions peuvent se présenter dans cette complication : tantôt la pneumonie siége d'un côté et la pleurésie de l'autre, tàntôt la pneumonie occupe le sommet d'un lobe et l'épanchement la partie la plus déclive, tantôt la pleurésie est limitée par la phlegmasie parenchymateuse. Les deux premiers cas fournissent les signes propres à chaque maladie séparée; dans le troisième, on a une matité considérable fixe, et une matité qui se déplace par les changements de position du malade. Le râle crépitant est obscurci par la nappe du liquide, et, pour le percevoir, il faut recommander au malade de respirer fortement ou choisir le moment de la toux. Le souffle tubaire de la seconde période est plus aigu et plus vibrant, et la bronchophonie se change en broncho-égophonie. La douleur n'est pas plus vive que dans la pneumonie simple, et l'expectoration est celle de cette dernière maladie. Si la pneumonie se résout et que l'épanchement reste, l'égophonie remplace la crépitation et la matité fixe disparaît; si c'est le contraire qui a lieu, plus de matité mobile ni d'égo-phonie.

La plessimétrie et l'auscultation ont augmenté nos connaissances diagnostiques pour ce qui regarde la concordance des symptômes avec l'altération matérielle de la plèvre et du poumon, la nature anatomique de cette altération et son évolution dans ces maladies. Elles ont donné plus de force et de valeur aux autres signes, qui ne sont pas toujours bien explicites. Elles peuvent aider à corriger l'ensemble des signes généraux et locaux, qui est quelquefois trompeur. Elles fournissent des données qui seraient difficilement obtenues par l'emploi de toute autre méthode. Ne demandons rien au-delà aux signes physiques, parce qu'ils ne pourraient pas nous satisfaire; mais, dans ces limites même, ne nous en rapportons jamais à eux exclusivement, parce que les mille nuances ne sont pas toujours saisissables, et que des signes presque identiques peuvent appartenir à des lésions différentes.

Nous répéterons, en terminant, comme parfaitement approprié au diagnostic différentiel de la pleurodynie, de la pleurésie et de la pneumonie, le jugement porté par M. le professeur Jaumes, à propos de l'influence du stéthoscope sur le diagnostic et le traitement des maladies du poumon et du cœur, « Les si-

« gnes stéthoscopiques se prêtent mutuellement se-
« cours entre eux; ils sont contrôlés par les autres
« modes d'exploration; ils doivent se grouper autour
« des autres symptômes généraux ou locaux, et de
« toutes les autres considérations qui, de près ou de
« loin, se rattachent à la formation et à la constitution
« de l'acte morbide. » Nous ajouterons avec la plus in-
time conviction : Nous ne connaissons pas de conditions étiologiques, de symptômes ou de signes qui
aient en eux-mêmes et seuls une valeur essentielle,
irréfragable; chacune de ces choses offre son contin-
gent, dont la coopération plus ou moins efficace varie
selon les circonstances, et le médecin n'est jamais
dispensé de ce travail intellectuel qui compare les
données pathologiques, et fait connaître ce qui importe et ce qui n'importe pas dans ce qui est.

www.ingramcontent.com/pod-product-compliance
Ingram Content Group UK Ltd.
Pitfield, Milton Keynes, MK11 3LW, UK
UKHW020003080726
13614UKWH00003B/1260